健康中国2030·健康教育系列丛书

骨关节炎防治

主　编　王丹彤

副主编　石　慧

U0332276

科学出版社

北京

图书在版编目（CIP）数据

骨关节炎防治/王丹彤主编. —北京：科学出版社，2017.4

（健康中国2030·健康教育系列丛书）

ISBN 978-7-03-052520-8

Ⅰ.①骨… Ⅱ.①王… Ⅲ.①关节炎-防治 Ⅳ.①R684.3

中国版本图书馆CIP数据核字（2017）第073568号

责任编辑：张天佐 李国红/责任校对：桂伟利
责任印制：赵 博/封面设计：范 唯

科学出版社 出版

北京东黄城根北街16号
邮政编码：100717
http://www.sciencep.com

安泰印刷厂 印刷

科学出版社发行 各地新华书店经销

*

2017年4月第 一 版 开本：787×960 1/32
2017年4月第一次印刷 印张：1 1/8
字数：9 000

定价：15.00元

（如有印装质量问题，我社负责调换）

总　　序

中共中央、国务院印发的《"健康中国 2030"规划纲要》指出："健康是促进人的全面发展的必然要求，是经济社会发展的基础条件。实现国民健康长寿，是国家富强、民族振兴的重要标志，也是全国各族人民的共同愿望。"

推进健康中国建设，是全面建成小康社会、基本实现社会主义现代化的重要基础，是全面提升中华民族健康素质、实现人民健康与经济社会协调发展的国家战略，是积极参与全球健康治理、履行 2030 年可持续发展议程国际承诺的重大举措。未来 15 年，是推进健康中国建设的重要战略机遇期。

为推进健康中国建设，提高人民健康水平，根据党的十八届五中全会战略部署，我们组织相关专家和医生，本着为大众健康服务的宗旨，编写了本套丛书，主要内容是针对常见病、多发病和大众关心的健康问题。本丛书以医学理论为基础，关注临床、关注患者需求、关注群众身心健康，通过简洁凝练、图文并茂、通俗易懂、简单实用的例子，指导群众如何预防疾病、患者何时就医，如何指导患者进行家庭康复和护理等，将健康的生活方式直接明了地展现在读者面前。

由于编写工作时间紧、任务重，书中难免有不足之处，敬请各位专家和读者提出宝贵意见和建议，以便今后加以改进和完善。

编委会

2017.1

目　　录

一、概述 …………………………………… 1

二、分类 …………………………………… 3

三、临床表现 ……………………………… 4

四、实验室检查 …………………………… 11

五、诊断要点 ……………………………… 12

六、治疗 …………………………………… 14

七、预防 …………………………………… 28

一、概　述

　　骨关节炎，又名退化性关节炎，是指由多种因素引起关节软骨纤维化、皲裂、溃疡、脱失而导致的关节疾病，是中老年人最常见的疾病之一。髋、膝关节是最常见的累及部位，是成年人慢性肌肉骨骼疼痛、功能障碍及丧失劳动力的最主要原因。流行病学调查显示，美国60岁以上人群中，有症状的膝关节骨关节炎的患病率在男性为10%，女性为13%。我国学者的流行病学调查结果也显示骨关节炎在中老年人群中具有较高的发病率。骨关节炎以中老年患者多见，女性多于男性。60岁以上的人群中患病率可达50%，75岁的人群则达80%。该病的致残率可高达53%。

　　骨关节炎的病因尚不明确，其发生

是多种因素所致一个共同的结果。一般认为是：外伤、过度劳损、肥胖、遗传因素致关节畸形、性激素、骨质疏松、职业、其他疾病（如糖尿病、高血压、高尿酸血症等）。女性多于男性 2 倍。骨关节炎病理特点为关节软骨变性、破坏、软骨下骨硬化或囊性变、关节边缘骨质增生、滑膜增生、关节囊挛缩、韧带松弛、挛缩、肌肉萎缩无力等。骨关节炎好发于负重大、活动多的关节，如膝、脊柱（颈椎和腰椎）、髋、踝、手等关节。在负重关节，如髋和膝关节，创伤是最常见的致病因素，例如，强度运动的持续作用、半月板、前交叉韧带损伤后致关节不稳定，关节软骨损伤率随时间推移而增加，在慢性期的患者中，软骨损伤率达到 80%，增加了膝关节骨关节炎发生的危险性。

二、分　类

（一）原发性骨关节炎

多发生于中老年，无明确的全身或局部诱因，与遗传和体质因素有一定的关系。

（二）继发性骨关节炎

可发生于青壮年，可继发于创伤、炎症、关节不稳定、慢性反复的积累性劳损或先天性疾病等。

三、临床表现

（一）症状

1.疼痛

多发生于关节活动以后，休息可以缓解（图1），特点为隐匿发作、持续钝痛。睡眠时因关节周围肌肉受损，对关节保护功能降低，不能像清醒时那样限制引起疼痛的运动，患者可能痛醒。

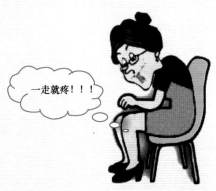

图1　骨关节炎疼痛特点（活动加重、休息缓解）

2. 晨僵和黏着感

本病晨僵时间较短暂,一般不超过15分钟。黏着感指关节静止一段时间后,开始活动时感到僵硬,如黏住一般。多见于老年人、下肢关节,活动后可改善。

3. 其他症状

随着病情进展,可出现关节畸形、不稳定、休息痛、负重时疼痛加重。由于关节表面吻合性差、肌肉痉挛和收缩、关节囊收缩,以及骨刺或关节处引起机械性闭锁,可发生功能障碍。在负重关节,可发生突然的功能丧失。

(二)体征

1. 压痛和被动痛

受累关节局部可有压痛,尤伴滑膜渗出时。有时虽无压痛,但关节被动运动时可发生疼痛。

2. 关节活动弹响（骨摩擦音）

以膝关节多见。检查方法：患者坐位，检查者一手活动膝关节，另一手按在所查关节上，关节活动时可感到咔嗒声。可能为软骨缺失和关节面欠光整所致。

3. 关节肿胀

可因局部的骨性肥大或渗出性滑膜炎引起，随着病情的进展，关节间隙逐渐变窄，最后融合（图2），出现关节畸形、半脱位等。

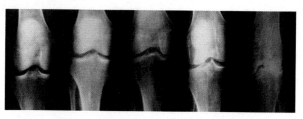

图2　随着病情的进展，关节间隙逐渐变窄，最后融合

（三）常见受累关节及其临床特点

1. 手

多见于中、老年女性，以远端指间

关节最常累及，也可见于近端指间关节和第一腕掌关节。疼痛和压痛不太明显。特征性表现为指间关节背面内、外侧骨样肿大结节。具有遗传倾向，通常母子均罹及。部分患者可出现屈曲或侧偏畸形。第1腕掌关节因骨质增生可出现"方形手"。

2. 膝关节

早期以疼痛和僵硬为主，单侧或双侧交替，多发生于上下楼时。查体可见关节肿胀、压痛、骨摩擦音，以及膝内翻畸形等。有些患者关节周围肌肉萎缩，行走困难。髌骨关节骨性关节炎也称髌骨软化，主要发生在青年人，与外伤、创伤有关。

3. 髋关节

多见于老年患者，男性患病率较高。主要症状为隐匿发生的疼痛，可放射至臀外侧、腹股沟、大腿内侧，有时可集中于膝而忽略真正病变部位。体检可见不同程度活动受限和跛行。

4. 足第 1 跖趾关节

最常见的发病部位。症状可因穿过紧的鞋子而加重。体征可见骨性肥大和姆趾外翻。跗骨关节也可累及。

5. 脊柱

为椎间纤维软骨盘变性、椎体损伤、骨突关节退行性病变引起，以颈、腰段多见。表现局部疼痛、僵硬，神经根、脊髓或局部血管受压，可出现各种放射痛或神经症状。

◆（1）颈椎主要表现颈项疼痛、僵硬。脊神经根受压可出现上臂放射痛，脊髓受压可引起肢体无力和麻痹，椎动脉受压可致眩晕、耳鸣以至复视、构音和吞咽障碍，严重者可发生定位能力丧失或跌倒，但不伴意识障碍。

◆（2）腰椎椎间盘突出可引起腰、

臀疼痛并放射至下肢。神经根刺激可引起髋关节局部疼痛而不向下放射，应注意鉴别。

6. 其他部位

肩锁关节、颞下颌关节、肘关节也可累及。

（四）骨性关节炎的特殊类型

1. 侵蚀性炎症性骨性关节炎累及远端及近端指间关节

有明显的炎症表现且可持续多年，但最终大多没有症状。受累关节可发生冻胶样囊肿、不同程度的疼痛和压痛。放射学检查可见关节软骨丧失、骨赘形成、软骨下骨板硬化和明显的骨侵蚀。晚期可发生骨性强直。

2. 弥漫性特发性骨肥厚（DISH）

多见于老年人。特点为椎体前方韧带呈波浪状钙化，以胸椎最多见；脊柱外肌腱、韧带附着点如足跟、鹰嘴骨突、指间关节等部位也可累及。症状轻微以至没有疼痛，脊柱可有中度活动受限。无椎间关节及骶髂关节累及，以上可与强直性脊柱炎鉴别。

四、实验室检查

血常规、蛋白电泳、免疫复合物及血清补体等指标一般在正常范围。伴有滑膜炎的患者可出现 C 反应蛋白（CRP）和血细胞沉降率（ESR）轻度升高。继发性骨关节炎患者可出现原发病的实验室检查异常。

X 线检查：非对称性关节间隙变窄，软骨下骨硬化和（或）囊性变，关节边缘增生和骨赘形成或伴有不同程度的关节积液，部分患者关节内可见游离体或关节变形。

五、诊断要点

根据患者的症状、体征、X线表现及实验室检查一般不难诊断骨关节炎，具体可参照《骨关节炎诊治指南》（2007年版），见表1、表2。

表1 膝关节骨关节炎诊断标准

序号	条件
1	近1个月内反复膝关节疼痛
2	X线片（站立或负重位）示关节间隙变窄、软骨下骨硬化和（或）囊性变、关节缘骨赘形成
3	关节液（至少2次）清亮、黏稠、WBC<2000个/ml
4	中老年患者（≥40岁）
5	晨僵≤3min
6	活动时有骨摩擦音（感）

注：综合临床、实验室及X线检查，符合1+2条或1+3+5+6条或1+4+5+6条，可诊断膝关节骨关节炎

表 2 髋关节骨关节炎诊断标准

序号	条件
1	近 1 个月内反复膝关节疼痛
2	血细胞沉降率 ≤ 20 mm/1 h
3	X 线片示骨赘形成，髋臼缘增生
4	X 线片示髋关节间隙变窄

注：满足诊断标准 1+2+3 条或 1+3+4 条，可诊断髋关节骨关节炎

六、治　疗

　　骨关节炎的治疗目的是减轻或消除疼痛，矫正畸形，改善或恢复关节功能，改善生活质量。骨关节炎的总体治疗原则是非药物与药物治疗相结合，必要时手术治疗，治疗应个体化。结合患者自身情况，如年龄、性别、体重、自身危险因素、病变部位及程度等选择合适的治疗方案。目前，国际上对于髋膝骨关节炎治疗的重点在于非药物、非手术治疗。患者教育、运动疗法及控制体重作为核心的治疗干预措施，经济有效，且具有好的远期疗效，应作为临床核心治疗手段。

（一）非药物治疗

　　这是药物治疗及手术治疗等的基础。对于初次就诊且症状不重的骨关节炎患者，非药物治疗是首选的治疗方式，目的是减轻疼痛、改善功能，使患者能够很好地认识疾病的性质和预后。

1. 患者教育

自我行为疗法（减少不合理的运动，适量活动，避免不良姿势，避免长时间跑、跳、蹲，减少或避免爬楼梯），减肥，有氧锻炼（如游泳、自行车等），关节功能训练（如膝关节在非负重位下屈伸活动，以保持关节最大活动度），肌力训练（如髋关节骨关节炎应注意外展肌群的训练）等。

2. 运动疗法运动

方法包括：

◆（1）有氧锻炼：如游泳、骑自行车等。

◆（2）关节功能训练：如膝关节在非负重位下屈伸活动，以保持关节最大活动。

具体采用何种运动方法，应根据患者的身体情况，个人意愿、运动方式的益处及安全性，对不同患者制订个体化运动疗法。

对于膝关节骨关节炎，根据循证医学数据，AAOS 强烈推荐进行低强度有氧健身运动；建议进行股四头肌力量锻炼；可以选择性地进行关节活动度 / 柔韧度锻炼。运动疗法对缓解关节疼痛及提高功能虽然仅有小 - 中等程度的效应，但其疗效已可与止痛剂及非甾体类抗炎药的疗效相当。膝关节骨关节炎患者进行有氧运动和以家庭为基础的股四头肌力量锻炼可以减少疼痛、提高运动功能。协助患者制订个性化锻炼计划，并由医师督导执行，从而使患者能够持之以恒地运动才能获得更佳远期的疗效。中国传统武术——太极拳由于可以提高心血管的适应性、肌肉力量、身体平衡性机能，而且可以缓解精神压力及抑郁状态，得到了广泛的推广。

3. 控制体重

低能量减重食谱可导致下肢肌肉组

织及力量的损失，因此对于体重明显下降的膝关节骨关节炎患者应制订相应的锻炼计划以恢复萎缩的肌肉组织。

4. 自我管理及健康教育和信息

通过健康讲座、宣传册、支持团队及权威机构的网站等各种途径，使患者了解疾病发生的原因，疼痛产生的原因，不控制病情带来的后果，并指导骨关节炎患者改变生活习惯、运动的方式、控制体重及采取其他可减少退变关节负重的措施。

5. 物理治疗

物理治疗主要是增加局部血液循环、减轻炎症反应，包括热疗、水疗、超声波、针灸、按摩、牵引、经皮神经电刺激（TENS）等，增加膝关节软骨的容量，降低软骨损伤。

6. 行动支持

行动支持主要是减少受累关节负重，

可采用手杖、拐杖、助行器等改变负重力线：根据骨关节炎所伴发的内翻或外翻畸形情况，采用相应的矫形支具或矫形鞋，以平衡各关节面的负荷。改善力线或髌骨运动轨迹。

（二）药物治疗

ACR 于 2012 年发布的最新《骨关节炎治疗指南》，建议对有症状的髋膝关节骨关节炎患者，且无心血管疾病史、消化道疾病史及慢性肾脏疾病史者，可进行药物治疗。

建议应用的药物有。

◆（1）对乙酰氨基酚。

◆（2）口服非甾体类抗炎药。

◆（3）外用非甾体类抗炎药。

◆（4）曲马朵。

◆（5）关节腔内注射皮质类固醇。

1.局部药物治疗

对于手和膝关节骨关节炎，在采

用口服药前，建议首先选择局部药物治疗。局部药物治疗可使用非甾体抗炎药（NSAIDs）的乳胶剂、膏剂、贴剂和非NSAIDs擦剂（辣椒碱等）。局部外用药可以有效缓解关节轻中度疼痛，且不良反应轻微。对于中重度疼痛可联合使用局部药物与口服NSAIDs。

2. 全身镇痛药物

依据给药途径，分为口服药物、针剂及栓剂。

◆（1）用药原则：①用药前进行风险评估，关注潜在内科疾病风险。②根据患者个体情况，剂量个体化。③尽量使用最低有效剂量，避免过量用药及同类药物重复或叠加使用。④用药3个月，根据病情选择检查血、便常规、便潜血及肝肾功能。

◆（2）用药方法：①骨关节炎患者一般选用对乙酰氨基酚，每日最大剂量不超过 4000mg。②对乙酰氨基酚治疗效果不佳的骨关节炎患者，权衡患者胃肠道、肝、肾、心血管疾病风险后，根据具体情况使用非甾体类抗炎药。口服非甾体类抗炎药的疗效与不良反应在个体患者中不完全相同，应参阅药物说明书并评估非甾体类抗炎药的危险因素后选择性用药。如果患者胃肠道不良反应的危险性较高，可选用非选择性非甾体类抗炎药加用 H_2 受体拮抗剂、质子泵抑制剂或米索前列醇等胃黏膜保护剂，或选择性 COX-2 抑制剂。③其他镇痛药物。非甾体类抗炎药治疗无效或不耐受的骨关节炎患者，可使用曲马朵、阿片类镇痛剂，或对乙酰氨基酚与阿片类的复方制剂。

3. 关节腔注射

◆（1）透明质酸钠：如口服药物治疗效果不显著，可联合关节腔注射透明质酸钠类黏弹性补充剂，注射后再抽吸关节液。

◆（2）糖皮质激素：对非甾体类消炎药治疗 4～6 周无效的严重骨关节炎或不能耐受非甾体类消炎药物治疗、持续疼痛、炎症明显者，可行关节腔内注射糖皮质激素。但若长期使用，可加剧关节软骨损害，加重症状。因此，不主张随意选用关节腔内注射糖皮质激素，更反对多次反复使用，一般每年最多不超过 3～4 次。

4. 改善病情类药物及软骨保护剂

此类药物包括双醋瑞因、氨基葡萄糖、鳄梨大豆未皂化物、多西环素等。此类药物在一定程度上可延缓病程、改善患者症状。双醋瑞因具有结构调节作用。

5. 骨关节炎的非处方药物营养治疗

建议药膳食疗法：鹿肉炖山药，黄酒炖黑鱼，三七丹参粥，三七炖鸡，猪肾粥，防风粥，桃仁粥，冬瓜薏仁汤，丝瓜竹叶汤，五加皮酒，胡桃蟹壳散。

6.骨关节炎的保健

日常生活中要避免大强度的剧烈运动，注意保护关节。注意保暖，尽量不要受寒。急性发作期尽量卧床休息，疼痛期缓解后也要注意适当休息不要过于劳累。可在医生的指导下，适当进行体育锻炼，促进骨的新陈代谢（踩固定自行车或膝关节屈伸运动）。

（三）外科治疗

骨关节炎外科治疗的目的在于：

◆ （1）进一步协助诊断。

◆ （2）减轻或消除疼痛。

◆ （3）防止或矫正畸形。

◆ （4）防止关节破坏进一步加重。

◆ （5）改善关节功能。

◆ （6）综合治疗的一部分。

骨关节炎外科治疗的方法主要有：

◆ （1）游离体摘除术。

◆（2）关节清理术。

◆（3）截骨术。

◆（4）关节融合术。

◆（5）关节成形术（人工关节置换术）等。

外科治疗的途径主要通过关节镜（窥镜）和开放手术。

（四）康复治疗

对于骨关节炎，康复医学强调的是及早预防，规范治疗，最大限度地保护和恢复关节功能。康复医学对于骨关节炎的预防、控制和治疗中的重要作用越来越被人们所重视。尤其强调采用科学的方式去预防。而对已经患病的关节，则采用积极地治疗方式。为防止关节的再损伤，或者因限制活动而造成的关节功能失调，制订高度个体化的康复治疗计划，以达到不同的治疗目标。严重的骨关节炎，需要进行关节镜手术，那么，手术后康复训练对恢复功能很重要。因此，应该说康复治疗是骨关节炎整体治疗的基础与关键。

1. 骨关节炎康复治疗的基本原则

◆（1）个体有别，循序渐进，长期坚持，全面康复。强调了高度个体化，即根据个人不同病期、不同情况，科学地选择不同的治疗方式和运动治疗量，动静结合，休息与运动合理搭配。不运动或过量运动都不利于康复。

◆（2）在急性炎症期，关节疼痛，肿胀明显，应该相对制动。除每日 2～3 次在康复治疗师指导下运动训练外，其他时间内病情严重者应相对减少下地负荷，即严格控制活动的同时，选择适宜的运动方式，定时定量活动。

2. 骨关节炎的康复治疗目的

缓解疼痛，保护关节，维持或者增加关节活动度，维持或者增加肌力、耐

力与平衡功能，改善功能，延缓和阻止
病情发展。

3. 骨关节炎康复治疗的内容

康复治疗的内容大体包括：关节功
能评定、制订康复治疗计划、家庭康复指
导、合理用药、心理治疗与疼痛控制指南
等。这样系统地、合理地、有针对性地实
施有效的康复计划，无疑可以缓解症状，
增进关节活动范围。

康复治疗包括运动训练和物理治疗，
需要由康复医师为患者检查后制订个体
方案，以下仅为家庭常用的运动训练的
基本方法：

◆（1）下肢肌肉收缩：仰卧位，毛
巾卷放在踝下。推踝向下压毛巾，使膝
关节尽可能伸直，肌肉收缩，保持5秒，
然后放松，重复10次。

◆（2）绳肌收缩：仰卧位或坐位，
膝屈曲100°，大腿后肌群绷紧5秒，放松，重复 10 次。

◆（3）直腿抬高：平卧位，膝伸直，缓慢抬起，离床 15cm，保持 5 秒，回复到原来位置，重复 10 次。可以逐渐增加高度和增加负重（踝部）：1~5kg。

◆（4）臀肌收缩：平卧，屈膝，提收肛门，收紧臀肌持续 5 秒，重复 10 次。

◆（5）直腿抬高（站位）：缓慢抬腿，保持膝伸直，持续 5 秒，回复到原位，重复 10 次。

◆（6）终点膝伸展：仰卧或坐位，足踝部放在一个凳子上，膝部悬空，膝伸直，膝部向下压，持续 5 秒，缓慢回位，重复 10 次。

◆（7）直腿抬高：平卧位，健膝屈曲，患膝伸直，股四头肌（大腿前方肌肉绷紧）用力收缩，缓慢抬高患肢 30cm，持续 5 秒，缓慢放下，放松，重复 10 次。

◆（8）微蹲（站位）扶椅背下蹲

15~30cm，忌完全弯曲。绝不 >90° 站立位 扶椅背下蹲 5~10 秒，重复 10 次。

◆（9）伸展股四头肌：站立位，患肢缓慢拉足跟至臀，感觉腿前方牵拉紧张，5 秒，重复 10 次。

◆（10）踏板训练（向前方）：患肢向前踏上台板，后退下，重复 10 次。

◆（11）踏板训练（向后方）：患肢向后上踏板－向前下－回原位。重复 10 次。

◆（12）固定自行车，如果可以踏车，高座位足刚及踏板，逐步放低座位，逐步抗阻力，逐渐加量，初始 10 分钟／天，每日增加 1 分钟，至 20 分钟／天。

七、预　防

　　对于患有骨关节炎的患者来说，此病是非常痛苦的，发生以后不仅仅给身体健康带来威胁，而且也给生活带来经济上的压力，所以，对于此病一定要做好预防。

　　◆（1）尽量减少关节的负重和大幅度活动，以延缓病变的进程。

　　◆（2）肥胖的人，应减轻体重，减少关节的负荷。

　　◆（3）下肢关节有病变时，可用拐杖或手杖，以减轻关节负担。

　　◆（4）发作期应遵医嘱服用消炎镇痛药，尽量饭后服用。关节局部可用湿热敷。

　　◆（5）病变的关节应注意保护、保暖。注意天气变化，避免潮湿受冷。